EL LIBRO DE LOS 10 CONSEJOS PARA UNA MUJER LUCIR HERMOSA

Contenido

Presentación

La belleza física de la mujer viene dada por la naturaleza y la genética, pero no es secreto que muchos detalles que no nos agraden se pueden corregir.

Cuando un bebé nace viene con piel perfecta, nunca hemos visto a un bebé con acné, granos, barros, espinilla, manchas, sebo en el rostro.

Todos estos cambios son el resultado de un comportamiento desagradable del organismo.

Si te das cuenta, las mujeres de la antigüedad tenían una belleza sin igual, pelo perfecto, rostro perfecto, cuerpo esbelto, en fin, todo era belleza natural sin dejar de mencionar que eran personas como todas.

En la actualidad tenemos la contaminación ambiental y el uso de productos procesados en contra, entre otros factores. En este manual reducido solo me enfocaré en los detalles que realmente a cada mujer interesa.

Lo mas importante aquí es que no tendrás que comprar ningún producto, todo lo tienes de manera natural al alcance de tu mano, solo necesita conocer su uso y beneficios.

En la antigüedad todo era natural, nada de productos químicos ni laboratorio que te quitan el esmalte o queratina natural de la piel y desde ahí todos los problemas.

Si tu apariencia es un desastre, tranquila, aún puede recuperar esa figura y apariencia que tuviste una vez o que quieres mejorar.

Bellezas Alondra

1. **Elimina la grasa, granos y acné de tu rostro para siempre**

Si tienes esa cara llena de grasa, sebo y en tiempo de calor parece que fuera una vela derretida.

Coge un pedazo de hoja de nopal, con cuidado de unas mínimas espinitas que si entran en contacto con tu piel se te entran y molestan, antes usarla ráspala con un cuchillo para que se la quite.

Lavarla bien, y abrirla, untar ese gel en rostro lavado con jabón de avena y secado, dejar 20 minutos y enjuagar con agua natural. Hacerlo 3 veces por semana. O más si lo cree necesario, aunque tú grasa se eliminara tanto que luego necesitaras hidratarla.

2. Elimina puntos negros, y acné de tu rostro para siempre.

Exfoliar 3 veces por semana con bicarbonato y agua, luego poner baba de nopal

3. Quita las manchas, blancas un oscuras de tu rostro

Manchas en el rostro

Lavar rostro siempre con jabón o gel de avena y tomar un pedazo de penca de aloe vera, pelar y untar gel por 20 minutos tres veces por semana, retirar con agua y jabón de avena

4. moldea tu cintura

Enroscar una toalla grande y acostarse en el piso en posición supino y entrar rollo de toalla a nivel de cintura y esperar 5 minutos, levantarse con cuidado ya que, dolerán los huesitos al principio.

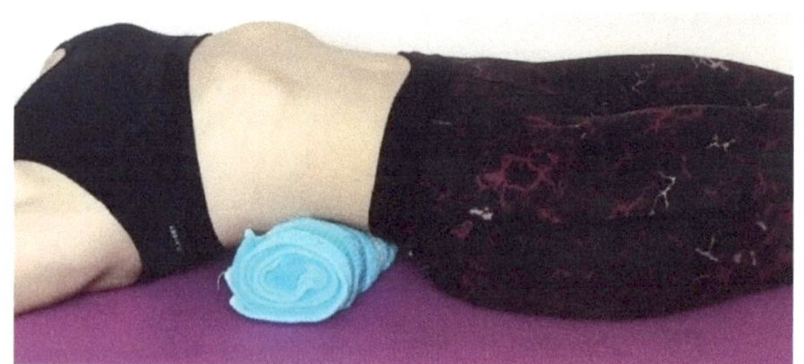

5. Desbarata esos muros y grasa acumulada en cuello, cintura, abdomen y espalda

A) Todos los días. Esto debe hacerlo antes del realizar el ejercicio anterior.

Hacer abdominales bajando en posición recta hasta tocar los dedos de los pies con los de las manos. 60 cada día.

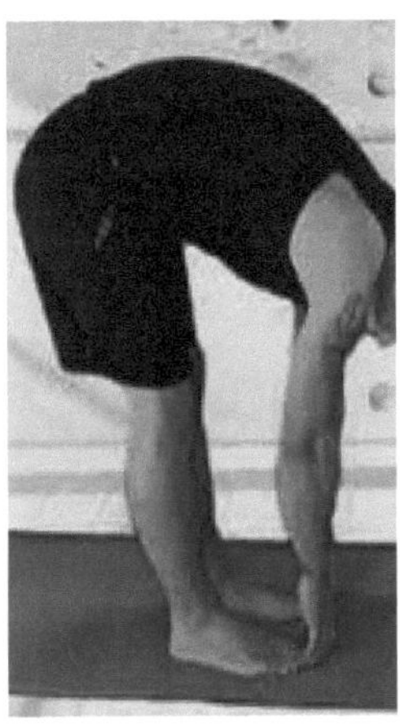

b) Diariamente hierve mañana y noche 2 astillas de canela y 6 granos de malagueta. Echa media manzana verde cuando haya hervido, prepara la infusión y retira la canela y malagueta, echa en licuadora manzana y liquido y licuar, tomar sin colar y sin endulzar.

No será necesario hacerlo mucho tiempo, en 30 días estará perfecta, aun así lo puedes usar mas tiempo si desea.

6. limpia tu piel para que toda luzca radiante y delicada

Compra un gel de baño hidratante que contenga leche y miel, échale un puñado de café molido y un par de cucharadas de bicarbonato y báñate con esto todos los días.

7. Desbarata esas horribles celulitis o piel de naranja

La receta anterior te ayudará a eliminar celulitis, aun así ve al sauna cada 15 días y exfóliate con bicarbonato, café y miel y aceite verde

8. Elimina esa caspa y sebo en cuero cabelludo para siempre

20 minutos antes de lavar tu pelo aplícate en el cuero cabelludo gel natural de la hoja de nopal. Luego lava tu pelo con shampoo, prepara tu shampoo con un poco de bicarbonato y dos cucharadas de vinagre de manzana, usa una condición de cítrico o indicado para pelo graso. Lava tu pelo dos veces por semana

9. Has que tu pelo crezca y aumente en cantidad

Prepara tu gotero

Ginebra, un pedazo de jengibre majado, 2 astillas de canela y saca un zumo de hojas de guayaba y romero. Dejarlo envejecer 15 días antes de empezar a usarlo, es importante no dejarle caer agua porque se fermentará.

Aplicarlo en el cráneo siempre que lave tu pelo y no enjuagar.

10. saca tus pompis

Realiza diariamente 10 secciones con cada pierna este ejercicio de la imagen siguiente.

Apoyar manos en pared si quiere y aguantar 2 minutos en posición cambiando de pierna hasta que complete 5 secciones en cada una. Al principio puede hacer menos hasta que te acostumbre.

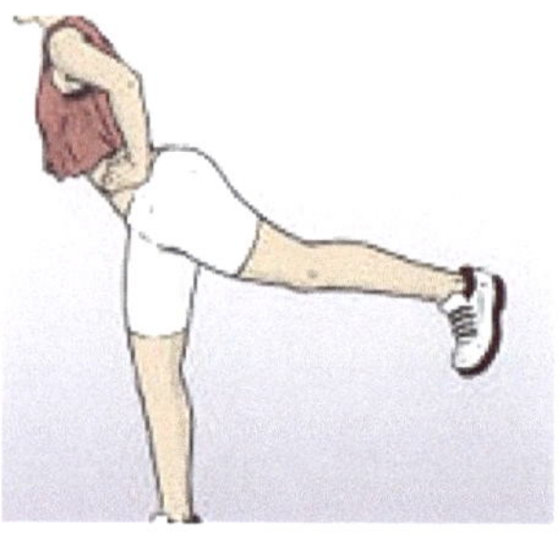

Imágenes

Nopal o tuna

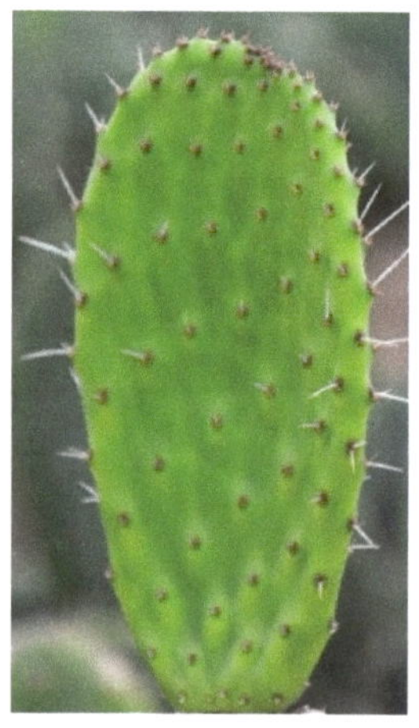

Aloe vera o Sábila

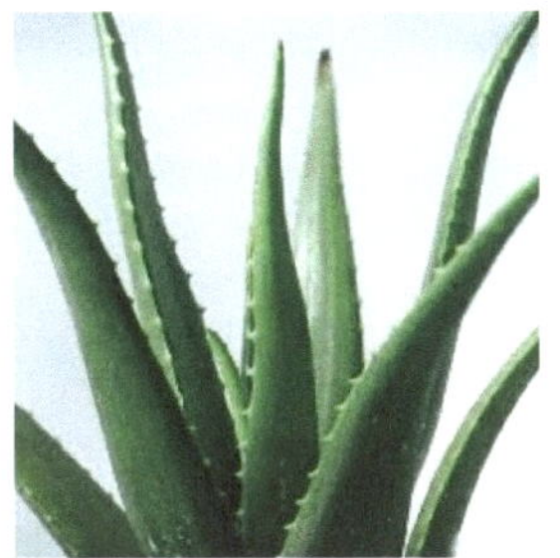

Canela

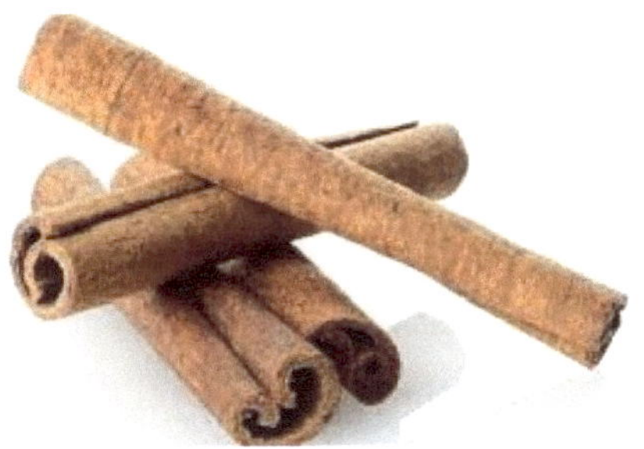

Malagueta

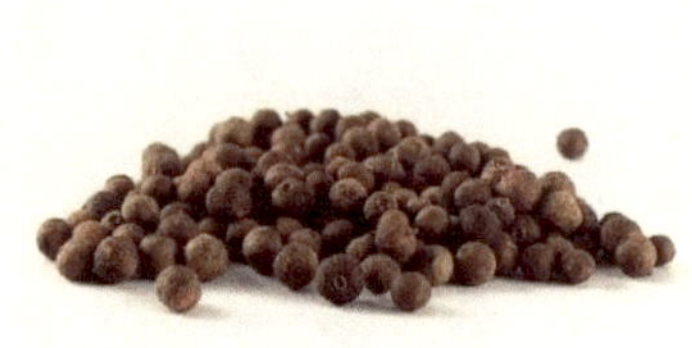

Jengibre

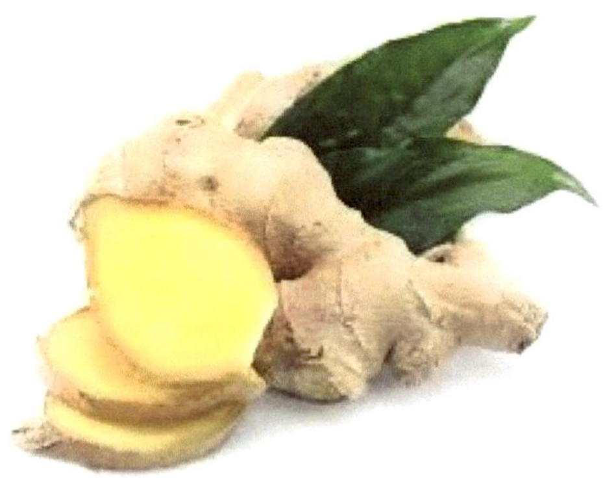

Hojas de guayaba

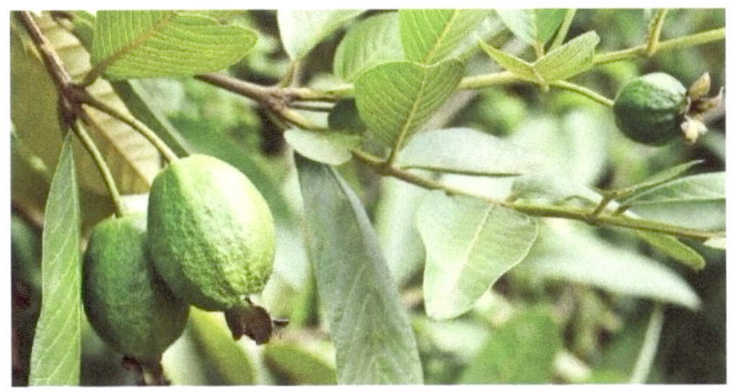

Romero

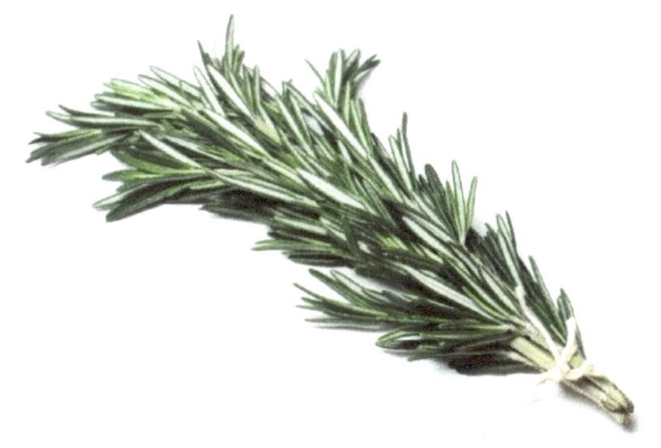

La ginebra es un tipo de alcohol
parecida al ron blanco

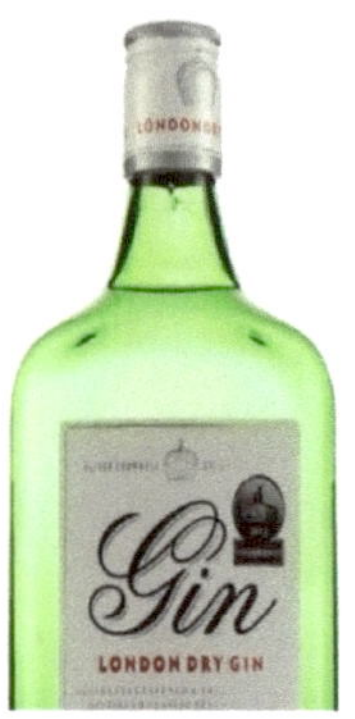

ANEXOS: Recomendación alimenticia para mantener el peso ideal

Rutina alimenticia:

Tener una alimentación saludable es fundamental para asegurar el normal funcionamiento de nuestras habilidades cognitivas, físicas y para estar en línea. Incorpora hábitos sanos a tu vida y sentirás el cambio

Fija horarios para tus comidas

Lo ideal es que puedas fijar horarios para las cuatro comidas principales del día. Marcar horarios y respetarlos será un gran primer paso para comenzar a ser más saludable.

Mastica despacio los alimentos

No es una carrera, para digerir correctamente los alimentos debes masticarlos por un tiempo considerable. Además te sentirás saciado más rápido y poco a poco notarás como tus porciones se hacen más pequeñas.

Consume frutas y verduras

Para que te gusten, indaga sobre la forma en que te parecen más gustosas.

Consume productos lácteos desnatados o bajos en grasas

No se trata solo de comer bien, sino de controlar lo que se come y elegir los mejores alimentos.

Elije productos con grasas saludables tales como el aceite de oliva o aquellos que sean ricos en antioxidantes

Consume pescado

Lo recomendable es que comas pescado 3 o más veces por semana, especialmente azul.

Toma mucha agua

Recuerda que los refrescos o gaseosas son muy azucaradas y tienen muchas calorías.

Practica ejercicio

Lo ideal es que puedas hacerlo cuatro veces por semana y por unos 40 minutos.

Decide con tiempo

Siempre que hagas una dieta, fíjate que la misma sea recomendada por algún profesional y no olvides que no existen remedios milagros que en un par de días te harán adelgazar.

LIBROS RECOMENDADOS:

De: Carmelina Tejada

Disponibles en Amazon,

SERIE: REPOSTERIA. COCINA
Y BEBIDAS

1. 25 IDEAS PARA LA CENA

2. DESAYUNOS Y CENAS
   RAPIDOS, FÁCILES
   Y NUTRITIVOS
   60 recetas

3. ¡DESAYUNOS, RÁPIDOS,
   FÁCILES Y NUTRITIVOS
   PARA NIÑOS Y ADULTOS!

4. LIBRO DE REPOSTERIA
"CURSO COMPLETO DE
REPOSTERIA"

5. LIBRO COMPLETO PARA
POSTRES
36 RECETAS